TБ56.215

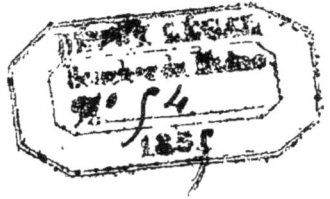

LES
TROIS FLÉAUX

DE LA FRANCE

LE CHOLÉRA, LE PAUPÉRISME

ET LA RUSSIE

SUIVIS

DES MOYENS D'EN DÉLIVRER NOTRE PAYS

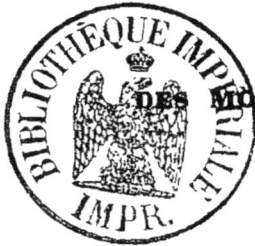

PAR BOULAT, HORLOGER.

———◆———

Nuovi tormenti, e nuovi tormentati
Mi veggio intorno, come ch' i' mi nuova,
E come ch' i' mi volga, e ch' i' mi guati.
(DANTE, *Canto* VI)

———◆———

MARSEILLE

TYPOGRAPHIE ET LITHOGRAPHIE ARNAUD ET Cie,
Canebière, 10.

—

1855.

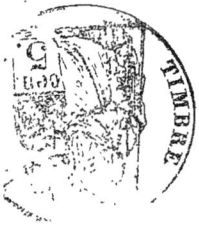

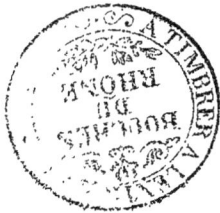

PRÉFACE.

—◆—

L'opuscule que j'ai l'honneur de soumettre à la publicité, ne devait contenir que deux chapitres : *le Choléra* et *le Paupérisme*. Plusieurs motifs m'empêchèrent de le publier au moment où l'épidémie sévissait dans nos contrées.

J'ai pensé, depuis, qu'il serait opportun d'y joindre quelques réflexions sur la guerre actuelle. C'est le sujet du troisième chapitre.

La question d'Orient occupe en ce moment toutes les têtes, tend tous les esprits. D'un bout du monde à l'autre, on attend avec anxiété le terme final de cette lutte, qui n'a d'antécédents que dans les annales romaines.

L'Occident, énervé dans les loisirs de la mollesse, regarde d'un œil inquiet les hommes nouveaux que le Nord a déchaînés contre lui.

La force et l'audace de la Russie ont paralysé une partie de l'Europe. L'Autriche chancelle, la Prusse recule, l'Angleterre est molle dans sa haine, la Turquie nulle par sa force. Il n'y a que la France qui soutient seule, à quinze cents lieues de ses rives, une guerre de géant.

Nous combattons en ce moment contre un ennemi abrité par des montagnes de pierres. Les rives du Pont-Euxin fument toutes rougies du sang des nobles enfants de la France !

Courage, vaillants soldats de ma patrie, vous travaillez à l'œuvre de la Providence. Le chef qui vous a envoyé là-bas n'est pas monté en vain de la prison de Ham sur le trône de France.

S'il a relevé la catholicité en sauvant Rome mourante, nous lui devons aussi le rétablissement du bien dans notre patrie.

Je le dis dans toute la conviction de mon âme, il y a chez cet homme-là quelque chose qui vient d'en haut. Il accomplit parmi nous les desseins cachés de la divine Providence. Et soyez assuré que celui qui l'a placé à la tête de l'Europe morale, saura bien lui donner les moyens de dire bientôt à la Russie, comme il dit naguère à l'esprit de destruction : Tu n'iras pas plus loin !...

BOULAT.

———

LES

TROIS FLÉAUX

DE LA FRANCE.

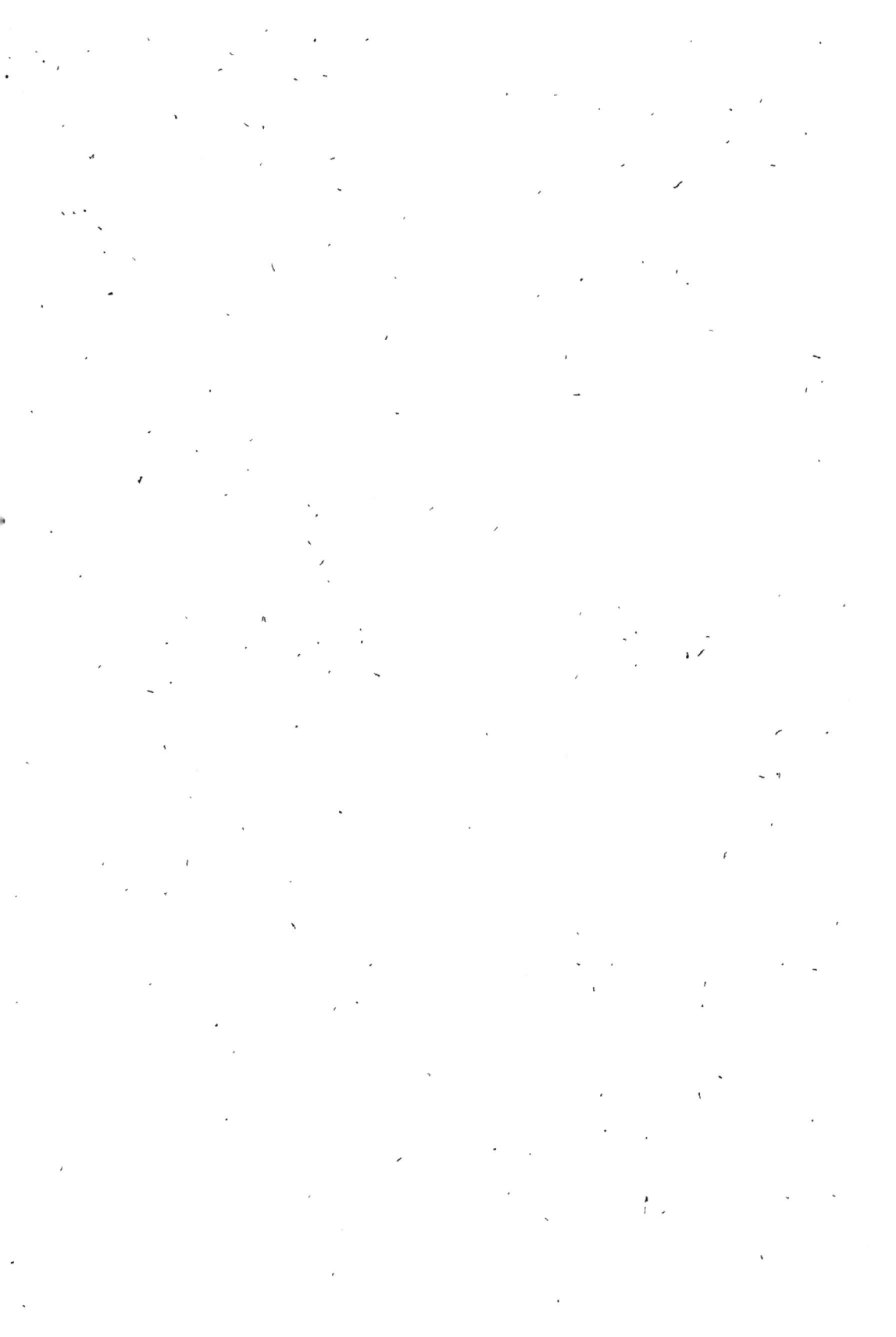

LE CHOLÉRA.

Potest igitur exercitati et TEMPERENTIA
etiam senectuti , conservare aliquid
prestini roboris.   (etc.)

O hommes! un fléau destructeur de l'humanité s'appesantit sur notre espèce. Les villes se vident! les citadins abandonnent leurs affaires! le commerce est anéanti! l'industrie est détruite. L'épidémie augmente chaque jour le nombre des pauvres et des orphelins ; les familles sont décimées. La consternation règne partout. La mort promène son char funèbre dans nos cités, et enlève sans discernement le pauvre, le riche, le maître, l'ouvrier, la jeune fille et le faible enfant!...

Les uns disent que Dieu, irrité contre son œuvre, appesantit son bras sur son peuple ; les autres, que ce sont les riches qui empoisonnent les pauvres, afin de conserver leur fortune et le pouvoir.

Les plus courageux nient l'épidémie , afin de ne pas s'en épouvanter. Les uns disent que c'est l'air qui donne la maladie ; les autres, que c'est l'eau ; d'autres, le sec; d'autres, le chaud, le froid , le frais, l'humide! etc.

O hommes! ne croyez pas que le Dieu trois fois saint, qui gouverne les mondes, veuille détruire l'humanité. La méchanceté des hommes peut être grande, mais la miséricorde du maître de la vie est infinie comme son éternité!...

Des malheureux, abusant de la crédulité du peuple, lui persuadent que les riches sont la cause de l'epidémie. Ces abominables sectaires du parti de la destruction commettent le plus grand acte de fausseté et de scélératesse qu'il soit possible d'imaginer.

Pourquoi accuser les riches de cet assassinat universel? Comment s'y prendraient-ils, en supposant qu'ils voulussent le faire?

Je vous le demande, y a-t-il rien de plus absurde et de plus méchamment inventé que cette odieuse calomnie, qui pèse en général sur la haute classe.

Prolétaires, ne croyez pas ces abominables rêveries, enfantées dans le cerveau des hommes du mal. Savez-vous ce qui donne le choléra? Ce n'est ni Dieu pour se venger, ni les riches pour diminuer le nombre des pauvres; ni le chaud, ni le froid, ni le frais, ni l'humide : ce qui donne le choléra, ce sont l'intempérance et l'incontinence des hommes.

Qu'est-ce que le choléra?

Le choléra, c'est une énervation complète des voies digestives, causée par la trop fréquente ou la trop grande abondance de nourriture, énervation qui se développe sous telle ou telle influence atmosphérique.

Les hommes les plus chastes et les plus tempérants sont épargnés par la maladie, tandis que les hommes déréglés et gloutons sont moissonnés par elle en grande abondance.

Une chose qui vient bien à l'appui de ce que j'avance, c'est que l'on a remarqué qu'il ne meurt presque point de prêtres, de médecins, ni de paysans. Il y a pourtant bien loin de la manière de vivre des uns à la manière de vivre des autres; mais les uns et les autres observent la tempérance et ont des mœurs.

On va m'objecter que le chiffre de la mortalité des enfants est bien au dessus de celui des adultes, et que bon nombre de jeunes filles vertueuses ont été enlevées par la ma-

ladie, bien qu'elles observassent les règles de la plus austère sobriété.

Je répondrai à cela que si on veut prendre la peine d'observer ce qui se passe, on remarquera que les enfants mangent beaucoup trop ; leurs estomacs, faibles encore, n'ont
pas toute la force de digérer la trop grande quantité d'aliments qu'ils prennent. Comme ils dépensent beaucoup, ils
sont portés à la gloutonnerie, et leurs trop faibles parents
payent en larmes amères ce qu'un peu plus de vigilance
aurait pu leur faire éviter.

J'avoue qu'il serait plus difficile de déterminer les causes
de mortalité de ces heureuses jeunes filles, véritables mo-
dèles de sagesse et de sobriété. Leur trop grande impres-
sionnabilité, peut-être, ou les germes d'une constitution tarée
par les excès de leurs parents sont les causes qui donnent
sur elles accès à la maladie.

La sobriété est le seul préservatif du choléra. Mais je
n'entends pas par sobriété cette quantité d'aliments que
quelques personnes, effrayées par la présence de l'épidémie,
s'abstiennent de prendre. La sobriété véritable est celle qui
consiste à prendre toujours peu de nourriture.

Tout le monde connaît l'histoire de Louis Cornaro, ce
doge de Venise, que tous les médecins de son temps avaient
condamné à une mort certaine, et qui parvint à une grande
vieillesse, en retranchant toujours plus de sa nourriture à
mesure qu'il avançait en âge.

Je ne donnerai pas Cornaro pour modèle à imiter à un
homme jeune et vigoureux ; mais quelque fort et quelque
robuste que l'on soit, la sobriété est le plus grand préservatif
de toutes les maladies qui affligent l'humanité, et c'est, à
mes yeux, le seul que l'on puisse opposer au choléra.

On parle de la longévité de nos pères ; mais à quoi peut-
on l'attribuer, si ce n'est à cette sobriété qu'ils suivaient si
ponctuellement.

2.

Le philosophe Zénon meurt à quatre-vingt seize ans, lui qui n'avait vécu toute sa vie que de figues et de pain sec. Saint-Antoine, Saint-Paul, ermite, meurent centenaires, et ces hommes n'avaient eu, pour toute nourriture, que des dattes et de l'eau fraîche.

Nos pères mangeaient peu ; mais, en revanche, nous mangeons beaucoup trop. Le raffinement que nous avons apporté dans l'art culinaire nous a été bien plus nuisible qu'utile.

Combien de fois n'aurions-nous pas mangé si tous les arômes ne se fussent trouvés dans un plat qui, en aiguillonnant notre appétit, nous portait à prendre de la nourriture quand nous aurions pu facilement nous en dispenser.*

Je passe sous silence la catégorie de toutes ces personnes qui, prenant leur estomac pour de véritables bombones chimiques, boivent l'eau-de-vie en se levant, fument toute la journée, prennent l'absinthe, le cognac, le vermouth, la

---

* Mille fois nous avons répété le vieil adage que la table tue plus de monde que la guerre ; mais il y a bien peu d'hommes qui réfléchissent assez sur l'immense vérité de cet axiôme : Si chacun veut s'examiner sévèrement, il demeurera convaincu qu'il mange peut-être la moitié plus qu'il ne doit. De l'excès sur la quantité passez aux abus de la qualité : Examinez dans tous ses détails cet art perfide d'exciter un appétit qui nous tue ; songez aux innombrables caprices de l'intempérance, à ces compositions séductrices qui sont précisément pour notre corps ce que les mauvais livres sont pour notre esprit, qui est tout à la fois surchargé et corrompu, et vous verrez clairement comment la nature, continuellement attaquée par ces vils excès, se débat vainement contre nos attentats de toutes les heures, et comment il faut, malgré ses merveilleuses ressources, qu'elle succombe enfin et qu'elle reçoive dans nous, les germes de mille maux.

Le Comte JOSEPH DE MAISTRE.

(Soirées de Saint-Pétersbourg.)

bière, et toutes sortes d'irritants qui les prédispose aux maladies des voies digestives.

Voulez-vous éviter le choléra? soyez sobres, chastes et tempérants. Que la peur ne vous atterre point. Ayez de la fermeté d'âme. Dominez votre moral. Mangez de tout ce que les hommes mangent, mais en petite quantité. Ne rejetez pas le bon fruit; rappelez-vous que les fruits bien mûrs ne peuvent faire de mal à personne.

Est-ce que Dieu vous les aurait donnés pour vous empoisonner? Ne savez-vous pas que le Père céleste, qui veille sur ses enfants, les aurait marqués par un signe extérieur qui vous les eût fait rejeter bien loin de vous?

Arrière donc toutes ces peurs d'enfants, soyez sobres en toute manière, et vous ne craindrez plus la maladie qui effraie les intempérants.

Savez-vous ce qui pourtant pourrait être nuisible à votre santé? c'est le vin fait avec du raisin malade. Depuis trois ans, un cryptogame croît sur les raisins, les fait gercer et pourrir avant leur maturité. Il y a quelque chose de repoussant à sentir la fétidité de certaines grappes, qu'aucun animal, à l'état libre, ne voudrait manger.

Dans certains départements, l'on a nommé des commissions qui ont statué sur des données incertaines, et qui ont dit que la maladie du raisin n'était pas de nature à porter le moindre préjudice à la santé de l'homme.

Quelque respect que je professe pour la science, je dirai qu'il est impossible qu'en quinze jours on puisse préciser ce qui se passera plus tard dans notre économie. On dit encore que la fermentation détruit les principes vénéneux de l'oïdium; mais quels instruments de chimie pourront-ils jamais me prouver, dans le vin, la présence ou l'absence de ces sucs délétères, qui y sont subdivisés en corpuscules si infiniment imperceptibles.

Méfions-nous donc de tout ce que la nature a marqué du

sceau de l'impureté. Choisissons l'eau pour breuvage ordinaire, et tout en nous y gagnera.

Newton, Descartes, Francklin, buvaient de l'eau. Après
eux, une foule d'habiles médecins, de grands jurisconsultes,
des hommes d'état célèbres', ont fait de l'eau le breuvage
ordinaire de leur vie, et ont rejeté bien loin d'eux la liqueur
de ce chétif arbrisseau d'Abyssinie, que le luxe romain a
implanté chez nous.

Il est, du reste, chimiquement prouvé que nous digérons
plus facilement en buvant de l'eau qu'en usant du vin, et
ce qui vous le montre, bien que la comparaison soit un peu
hardie, 'c'est que si on veut conserver quelque chose, on le
met dans l'eau-de-vie et non dans l'eau pure, car celle-ci,
par ses propriétés dissolvantes, ferait vîte entrer en décom-
position les corps que l'on y aurait immergés.

Grâces à Dieu, le choléra s'en va de chez nous. Deux ou
trois fois déjà notre pays a été ravagé par la terrible maladie. Si elle revenait encore dévaster nos cités, préparez-
vous dès aujourd'hui à suivre les quelques conseils qu'un
vieil observateur vous donne.

Vous le savez, la médecine a été impuissante. Tous ses
efforts ont échoué, parce qu'elle n'avait pas à traiter une
maladie accidentelle, mais bien une prédisposition maladive
qu'elle voulait enrayer, lorsque cette prédisposition était
encore aggravée par des influences atmosphériques insai-
sissables.

Soyez donc sobres en toutes manières, et la maladie qui
vous épouvante tant aujourd'hui ne vous effraiera plus
alors, parce que vous la regarderez comme le juste châti-
ment des hommes sensuels.

LE PAUPÉRISME.

Aidez-moi à asseoir, sur cette terre
bouleversée par tant de révolutions, un
gouvernement stable, qui ait pour base
la religion, la justice, la probité, l'amour
des classes souffrantes.

NAPOLÉON III.

Nous vivons en des temps bien tristes. Depuis six ans,
nous avons vu passer successivement tous les fléaux qui
peuvent affliger l'humanité : révolution, guerres civiles,
manque de récolte, choléra, guerre extérieure. Rien n'a
manqué à notre patrie pour l'appauvrir.

Le jeune Empereur qui nous commande, en héritant de
tous ces maux, a fait tout ce qu'il est humainement possible
de faire, afin de rendre moins lourdes les pesantes charges
qui accablent les travailleurs. Mais il semble que plus il
s'efforce de diminuer le nombre de pauvres, plus la cor-
ruption, qui est l'ennemie des gouvernements, se complaît
à lui en créer de nouveaux. *

* Nullam capitoliorem pestem quam corporis voluptatem ho-
minibus dicebat à natura datam ; cujus voluptatis avidæ libidines
temere et effrenate ad potiundum incitarentur. Hinc patriæ pro-
ditiones, hinc rerump eversiones, hinc cum hostibus colloquia
clandestina nascit ; nullum denique scelus, nullum malum facinus
esse, ad quod suspiciendum non libido voluptatis impelleret :
stupra vero et adulteria et omne tale flagitium nullis illecebris
excitari aliis, nisi voluptatis. (*Archytas*) *de senectute* (CIC.)

Ainsi , dans mon département, où nous comptons annuel-
lement 800 bâtards, nous en avons eu, en 1853, 1200, nombre qui excède d'un tiers le chiffre des années précédentes.

Les bâtards sont des pauvres (personne ne leur contes-
tera ce titre), et plus pauvres que les pauvres même.

Le jeune mendiant tient à la société par quelque lien ;
son père et sa mère, en partageant avec lui ses fatigues ,
ses privations, ses souffrances et sa misère , lui donnent de
bons conseils, l'élèvent quelques fois d'une manière digne ,
et il est rare que l'enfant du pauvre mendie comme son
père ; tandis que le misérable enfant trouvé, seul au milieu
d'un monde indifférent , sans lien social qui le rattache à la
grande famille , s'il veut se marier, quelle est la jeune fille
qui voudra pour père de ses enfants un homme sans parents , sans amis, et toujours sans fortune ?

Voilà pour les garçons ; mais les jeunes bâtardes , où les
retrouvez-vous, plus tard, malgré la vigilance des hommes
qui veillent sur leur innocence ? Les lupanars infâmes se
peuplent de ces pauvres enfants qui renvoient sur la société
les crimes dont leurs pères se sont rendus coupables.

La bâtardise est , à mes yeux, la principale cause de la
misère publique, et quand on compte tous les ans 100,000
bâtards dans un royaume , on peut dire que la misère est
grande dans ce pays *

* Il est né en 1848. . . . . 67,792 bâtards.
    1849. . . . . 70,023 —
    1850. . . . . 69,594 —
    1851. . . . . 70,940 —
        (*Annuaire du bureau des Longitudes.*)

Outre nos bâtards, qui sont la première et la plus grande cause
du paupérisme, ce qui a encore augmenté considérablement le
nombre de nos pauvres, ce sont les pauvres des pays voisins.
La Pologne nous a envoyé ses émigrés ; l'Allemagne, ses musi-
ciens ambulants ; la Savoie, ses ramoneurs ; l'Italie , ses jon-
gleurs ; l'Espagne , ses réfugiés politiques.

La France, qui en raison de sa superficie est le pays du monde le plus peuplé, est aussi celui qui recèle dans son sein le plus de pauvres.

On parle de l'Angleterre comme |étant le pays le plus désolé par la misère. En effet, la malheureuse Irlande est bien à plaindre. La Grande-Bretagne pourrait faire bien plus qu'elle ne fait pour ne pas laisser mourir de faim tant d'honnêtes familles. Mais l'astucieuse Albion, plus clairvoyante que nous, a reconnu dans les émigrations annuelles de ses habitants une cause de paix pour son gouvernement.

Les pauvres de l'Angleterre ne sont pas plus à craindre pour sa propre sécurité que ne l'étaient au seizième siècle les serfs de notre pays. Aussi, le gouvernement oligarchique de nos voisins d'outre-manche, durera-t-il jusqu'à ce que la division se glisse parmi les riches, chose qui ne sera pas de longtemps, car les hommes d'état de la Grande-Bretagne ont ajouté à l'expérience du passé les leçons que les autres gouvernements leur ont donné à leur frais et dépens

L'Angleterre est encore de tous les pays de l'Europe (à l'exception de la Russie), le seul qui ait su le mieux conserver son ancien régime, et qui se soit le moins laissé entamer par les idées démocratiques, témoins les réfugiés français qui vivaient là-bas dans le plus grand isolement, regardés par la haute classe comme des Jacobins de 93, et par la multitude comme des banqueroutiers.

Avant 89 nous comptions en France environ 25,000,000 d'habitants. Nous sommes aujourd'hui 36,000,000. Vous voyez qu'il y a un surcroît de 11,000,000 d'habitants qui vit et se meut sur le même espace d'il y a soixante ans. On sent seulement une gêne, un malaise qui va toujours croissant. Tous les jours aussi les besoins deviennent plus grands. Le nombre des pauvres va sans cesse augmentant, tandis que le nombre des riches est toujours à peu près le même.

L'histoire nous apprend que dans l'ancienne Grèce , le gouvernement et les biens des riches étaient passés plusieurs fois entre les mains des pauvres De longs âges s'écoulèrent sans que le même crime se renouvelât. Le Christianisme, cette religion conservatrice des biens et des intérêts de tous, en consolant le pauvre dans sa misère , avait dit au riche : Tu es l'égal du mendiant !.. Mais un siècle d'infàmie ébranla ce que dix-sept autres siècles avaient élevé. 93 n'a été que le commencement de la guerre du pauvre contre le riche, guerre à mort, qui, en abolissant la noblesse vola le clergé et le plongea dans la misère. *

Pour éviter donc le retour de semblables malheurs qui menacent notre ordre social, pourquoi n'imiterions-nous pas nos pères ?

Nous voyons dans l'Histoire – Sainte que Loth , neveu d'Abraham , se trouvant trop à l'étroit dans les terres de son oncle, le quitta et alla s'établir pour vivre plus luxurieusement dans les fertiles plaines qu'arrose le Jourdain. L'Egypte avait peu de pauvres, la terre étant encore à partager. La Grèce avait ses colonies. Rome envoyait ses pauvres s'enrichir chez les peuples vaincus. Et lorsque la digue fut rompue dans les régions septentrionales, les mendiants que les rois barbares traînaient à leur suite vinrent s'implanter dans nos riches et fertiles contrées.

A l'exemple des peuples anciens, l'Angleterre et l'Espagne ont été les deux seuls pays de l'Europe qui aient le mieux compris la colonisation. Aussi, ces deux royaumes

---

* Le volcan ouvert en 1789 par la philosophie n'est qu'à sa première éruption ; d'autres succèderont dès qu'un règne faible favorisera les agitateurs. La guerre du pauvre contre le riche a si bien réussi que les intrigants de tous les pays n'aspirent qu'à la renouveler.

FOURIER ,
Patriarche du Socialisme.

n'ont-ils jamais passé par les épreuves cruelles que nous avons subies.

L'Angleterre envoyait primordialement ses pauvres en Amérique. Plus tard, lorsqu'elle eut versé son trop plein dans le pays de Colomb, et que celui-ci se fut constitué en république aristocratique, l'Angleterre tourna ses vues vers l'Inde.

C'est là qu'aujourd'hui la Grande Bretagne envoie sa misère, et c'est de là aussi qu'elle tire toute sa richesse.

Tant que l'Espagne a su envoyer ses besogneux dans les deux Amériques, elle est restée tranquille dans son gouvernement; mais depuis que le peuple Espagnol a cessé d'émigrer, il s'est traîné convulsivement dans l'ornière des révolutions.

La misère qui se montre en France sous un aspect si menaçant, tient à plusieurs causes. La première, elle le doit à son beau ciel et à ses riches productions. La seconde, au peu de goût que les pauvres ont eu pour l'émigration.* La troisième, au peu de cas que les gouvernements ont fait de l'accroissement de la misère. La quatrième, enfin, au libertinage public.

Celui-ci a plus contribué que les trois autres ensemble à l'accroissement de la misère.

La prostitution qui, politiquement, n'a pas été assez surveillée, s'est glissée des grandes villes dans les villages.

---

* Dès 1840, dit M. Heurtier dans un remarquable travail sur l'émigration européenne, le nombre d'émigrants partis de l'Angleterre était de 90,000. En 1846, il atteignit 129,000, et de 1847 à 1853, le chiffre a successivement atteint et dépassé 200,000, 300,000 âmes. En 1853, il s'est élevé à 329,937.

L'émigration allemande est moins considérable que l'émigration anglaise. En 1853, les départs de Hambourg ont été de 29,052 émigrants, Ceux de Brême de 58,000.

La France aura donné, en 1853, 14,500 émigrants.

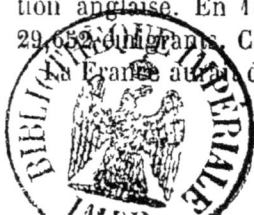

Le médecin qui visite ces mauvais lieux, la police qui veille sans cesse sur ces maisons, ont donné à ces établissements une sorte de respect et de confiance qui leur attire une foule de clients.

Aussi, que résulte-t-il de cela ? c'est que bon nombre de jeunes gens repoussent le mariage, restent célibataires * ; et vous savez comment à Rome on avait traité cette calamité publique.

Comme un désordre traîne toujours après lui une infinité d'autres désordres, il arrive que le célibataire pauvre, ayant vécu sans passion, sans désirs, sans desseins, meurt à l'hôpital, laissant souvent après lui des bâtards qui lui ressemblent ; tandis que le célibataire riche, laissant de son côté ses bâtards dans la misère, lègue son bien à des neveux souvent plus riches que lui, et contribue ainsi à ce que les ennemis de nos institutions appellent la féodalité financière.

Le concubinage, de son côté, n'a pas mal contribué à l'accroissement de la misère publique. Il est inutile que je répète ici ce que j'ai déjà dit dans un autre livre. Il serait rationnel que chacun nourrît les siens et que les pères avérés contribuassent de leurs biens aux dépenses de leurs bâtards. **

---

* Je n'attaque point l'honnête célibat ; je respecte trop la liberté individuelle quand elle ne nuit point à la Société ; je veux parler seulement de cette indigne spéculation que font certaines personnes de cet état anti-social.

** En Angleterre, sur la simple déclaration de la fille, le père est tenu, de par la loi, de donner trois francs par semaine à son bâtard.

C'est un peu plus humain et beaucoup plus immoral que ce qui ce qui se pratique chez nous.

Je proposerai un troisième moyen, qui serait, je crois, plus naturel, ce serait de laisser l'enfant à sa mère, et au lieu que la

Aristote dit que dans un gouvernement les plus petites négligences peuvent amener du trouble parmi les citoyens.

Or, si des désordres partiels font naître la discorde, à plus forte raison les grandes plaies sociales de notre époque nous jetteront-elles dans des révolutions terribles.

Prenons garde, nous avons été bien près de l'abîme ! Le crime a été refoulé par une main puissante, mais les ferments de dissolution sont toujours les mêmes.

D'un jour à l'autre la colère des pauvres que les démocrates ont attisée, pourrait bien se rallumer. Les agitateurs, vous le savez, comptent sur tout. Ils comptent sur la famine, sur la réapparition du choléra, sur la fin de la guerre d'Orient, sur la misère publique, enfin, qu'ils sont sûrs d'avoir pour auxiliaires dans leurs entreprises contre nos institutions.

Les soldats ne leur manqueraient pas pour faire la guerre, car si vous ajoutez les 300,000 pauvres de Paris aux 20,000 de Marseille, puis ceux des autres villes et villages de France, les nécessiteux, les besogueux, les petits artisans gênés dans leurs affaires, les négociants ruinés à demi, les ouvriers sans travail ; si vous ajoutez à cette kirielle d'honnêtes gens le rebut de la société, les repris de justice, les

commune ou le département donnât un tant aux établissements qui reçoivent ces enfants-là, je préférerais que cet argent fût remis par petites sommes à la mère du bâtard. Celle-ci serait obligée de venir tous les huit jours se présenter à une commission composée du Maire, et de deux Conseillers municipaux qui veilleraient sur la santé de l'enfant. A l'âge de huit ou dix ans, l'état pourrait alors s'emparer de ces enfants et les diriger selon son bon désir.

En employant ces moyens, les mariages des filles-mères seraient beaucoup plus nombreux. L'État aurait moins de charge, la morale y gagnerait et les pauvres enfants dont nous parlons auraient, à défaut de père, les baisers, les larmes et les regrets d'une mère délaissée.

souteneurs de filles publiques, les hommes vivant de rapine et d'infâmie, vous aurez une armée d'affamés qui sera plus à craindre pour la propriété que ne l'étaient pour la Turquie les hordes de Nicolas.

Guerre donc à la prostitution ! et s'il n'y a pas moyen de l'éteindre dans les grands centres de population, qu'on en débarrasse au moins les villages où elle cause de si grands malheurs *

Guerre encore au concubinage! On sévit contre le moindre délit de police rurale, et on laissera ruiner l'état par les trafiquants du mariage légal ! Guerre, enfin, à l'impudicité publique; qu'on sévisse contre elle, quelque part qu'elle se montre! Punissons-la dans les livres, dans les journaux, sur les théâtres! Imitons en cela les anciens, ces grands et paisibles observateurs de l'humanité. Ah! ni Athènes, ni Rome, dans leurs jours de gloire, n'auraient supporté ce que la civilisation française voit avec indifférence.

O mon pays ! tu es le soleil de l'Europe ! Tu es parvenu à cet apogée de gloire qui rend jalouses les nations, tes voisines ; mais de combien ton auréole brillerait-elle de plus d'éclat si tes gouvernants eussent toujours été à la hauteur de ta mission divine!...**

* En 1848, les prostituées, profitant de ce moment de stupéfaction nationale, se ruèrent sur les villages, où elles s'établirent en démoralisatrices de nos campagnards.

Les petites villes sont encore infectées de ces lieux anti-sociaux. On a fermé les clubs qui renversent subitement les états, et on a laissé ouverts ces lieux infâmes, où nos villageois vont, à l'exemple des habitants des cités corrompues, apprendre les rudiments de la révolte.

** Le gouvernement influe nécessairement et également sur le physique et le moral des nations. De même que ses soins pro-

Vite à l'œuvre, ouvrier de l'esprit et de l'intelligence.
Chassez de la nation cet esprit de matérialisme qui abrutit
l'humanité. Et vous, hommes d'état qui nous gouvernez et
qui avez vu les déchirements de la patrie, créez au plus tôt
des propriétaires. Attacher l'homme au sol, c'est l'attacher
à la patrie; c'est le moraliser dans toute la plénitude de son
être. * Donnez au pauvre une cabane, une terre, des outils,
il aura vite sa campagne et d'honnêtes enfants.

L'ancienne Numidie n'attend plus que des bras pour faire
sortir de son sein les trésors qui y sont enfouis. L'homme
qui nous gouverne avait déjà tourné ses vues vers la terre
des lions, et sans la guerre impie que nous a suscitée le roi
du septentrion, la colonisation de l'Afrique serait déjà, peut-
être, en pleine voie d'exécution.

Quels beaux jours de bonheur et de paix commencerait
alors à goûter notre pays. La colonisation donnant un avenir
aux pauvres, et assurant la tranquillité de la patrie, l'ex-
tinction de la bâtardise, enlevant au paupérisme ses soldats. La diminution des concubinaires raffermissant l'ordre

duisent le travail, l'activité, l'abondance, la salubrité; sa négli-
gence et ses injustices produisent la paresse, le découragement,
la disette, la contagion, les vices et les crimes. Il dépend de lui
de faire éclore ou d'étouffer les talents, l'industrie, la vertu. En
effet, le gouvernement, dispensateur des grandeurs et des riches-
ses, des récompenses et des châtiments; en un mot, maître des
objets dans lesquels les hommes ont appris, dès l'enfance, a pla-
cer leur félicité, acquiert une influence nécessaire sur leur con-
duite; il allume leurs passions, il les tourne du côté qu'il leur
plaît, il les modifie et détermine leurs MŒURS.

Le matérialiste D'HOLBACH.

* M. Heurtier, dans son rapport à l'Empereur sur l'émigration
européenne, a dit une vérité propre à faire réfléchir nos gouvernants : « L'aspiration de l'homme civilisé, dit-il, c'est la propriété
du sol. »

social. La guerre à la prostitution mettant fin à ces hideuses calamités, qui font d'un peuple de héros un peuple de lâches.*

* Argumentez, tant que vous voudrez ; créez mille systèmes d'organisation du travail, bâtissez des hôpitaux, instituez des œuvres charitables, donnez aux pauvres la moitié de ce que vous possédez, j'affirme qu'il n'y a que ces seuls moyens de sauver la propriété.

LA RUSSIE.

L'homme s'agite! Dieu le mène!...
(FÉNÉLON.)

Pendant que Louis XIV s'amusait à Versailles, la Russie dressait le plan de l'envahissement de l'Europe. Pendant que Louis XV, maculant la royauté, laissait saper l'édifice social par la philosophie voltairienne, la Russie créait des villes, construisait des ports, reculait les limites de son territoire. Pendant que, dans notre pays, les pauvres égorgeaient les riches, la Russie instruisait sa nation, élevait des édifices, construisait des arsenaux. Pendant, enfin, que de mesquines divisions de partis agitaient la France, la Russie étendait son pouvoir moral sur les nations ses voisines; chez l'une, c'était la parenté qui lui donnait le droit d'intromission dans les affaires publiques. Chez l'autre, c'était la reconnaissance qui attachait l'obligé à la personne de son bienfaiteur. Et quand l'arrière petit-fils de Pierre Romanoff voit sa puissance, il jette à la face de l'Europe étonnée ses projets d'envahissements prochains. Ecoutez le Czar, il veut détruire l'islamisme, abaisser l'orgueil britannique et resserrer dans son sein le torrent écumant de la France.

La Russie est forte; pourquoi nous le dissimuler. Notre ennemi est riche en hommes et en argent. La position de cet immense empire le met à l'abri d'un coup de main de ses ennemis. A l'est, de hautes montagnes; à l'ouest et au nord, des glaces éternelles ; au sud, des fleuves profonds, des plaines immenses habitées par des peuplades à demi sauvages. A peine pourrions-nous l'entamer de ce côté ; encore les possessions futures que nous pourrions établir sur ces rives barbares, ruineraient-elles notre pays, sans rien faire qui pût affaiblir le colosse du septentrion.

Le meilleur juge en ces matières a prononcé. Napoléon-le-Grand disait, en parlant de ce pays, dans un de ses moments de délirante ambition : « Si je le poursuis, il se renferme dans ses glaces pendant l'hiver, pour reparaître le printemps prochain et détruire ce qu'à grand peine j'aurai pu édifier. »

Et le grand homme, voyant la position géographique de cet immense empire, l'ambition incessante des empereurs russes, la décadence de l'Occident, s'écriait encore, dans un moment de désespérante colère : « Dans cinquante ans, la France sera république ou cosaque. »

Grâce à Dieu, notre pays n'est point une république. Nous ne sommes ni assez sages, d'abord, ni assez riches, comme le sont les jeunes Américains, pour vivre sous un gouvernement si bon.

La république ne peut s'implanter que chez des propriétaires, car tous les citoyens ayant alors le même intérêt à observer la loi, il en résulte l'ordre, qui est l'âme de tout gouvernement. Attendez qu'en Amérique il n'y ait plus de terres à conquérir, et vous verrez ce que deviendra l'institution de Washington. *

Le danger que courait la France de ce côté, est passé ;

---

* La Suisse n'a pu se maintenir si longtemps en république que par sa position politique : Située entre la France, la Prusse, l'Autriche et le Piémont, elle n'a dû son existence comme république qu'à la jalousie de ses voisins.

un second, non moins terrible que le premier, menace notre patrie, et sans des sacrifices immenses, qui sait si nos pauvres enfants n'iraient pas grossir un jour, dans les frimats glacés de la Sibérie, les innombrables martyrs de la Pologne.

Il est bien évident, pour l'observateur attentif, que nous marchons vers l'unité monarchique, et, de même qu'en physique la puissance attractive des grands corps l'emporte toujours sur les petits, nous voyons de même, qu'en histoire, les grands empires ont toujours absorbé les petits états. La société hébraïque fut absorbée par la société égyptienne. La Grèce fut conquise par le père d'Alexandre. Rome s'incorpora tous les petits états que sa domination lui porta sous la main.

Aujourd'hui, la Russie, puissance jeune, forte, saine, marche à grands pas vers l'envahissement général. Elle voudrait, en ce moment, réunir à son vaste empire l'empire non moins grand des descendants de Mahomet.

Le pourra-t-elle?... Je dis que non... J'aurais dit que oui si les descendants de Pierre Ier ne se fussent point écartés de la ligne tracée par ce grand homme.

Pierre voulait que ses successeurs s'emparassent d'abord de la Perse, avant d'attaquer ouvertement l'empire Ottoman. Voyez quelle justesse d'idée possédait cet homme : La Russie étant maîtresse de la Perse, chose qu'elle pouvait faire facilement, en envahissant ce pays par la mer Noire et la mer Caspienne, tenant ainsi, d'un côté, aux Indes, de l'autre, maîtresse de la mer Noire ; la Russie pouvait, en deux campagnes, s'établir en Égypte. Une fois là, qui l'aurait délogée? C'en était fait alors de la Turquie. Toute la bonne volonté des puissances de l'Occident eût été inutile : nous étions Cosaques.

Profitons donc de la faute de Nicolas et de ses prédécesseurs ; le moment est opportun. La bonne fortune ne se présente qu'une fois dans la vie ; si nous la laissons échapper, il est possible que nous ne la retrouvions plus.

La France est forte. Un gouvernement austère préside à ses destinées. Nous sommes riches en hommes et en argent, mais l'éloignement de l'empire moscovite nous jette dans des dépenses ruineuses. L'Angleterre est pauvre en soldats, mais riche en or. La distance de la Grande-Bretagne aux rives de la mer Noire lassera aussi la nation des Crésus.

La Turquie, empire délabré, misérable et mesquin, ne peut opposer aux robustes hommes polaires de son mortel ennemi, que des soldats affaiblis par la mollesse asiatique.

Nous sommes donc trois qui combattons contre le destructeur de la Pologne. Sur trois, les deux plus forts sont affaiblis par la distance. Aussi, notre ennemi le sait bien, et c'est pour cette raison que ni ses défaites de Giurgewo et de Silistrie, ni nos victoires de l'Alma, de Balaklava et d'Inkermann, ni la destruction de Sébastopol, ni l'incendie d'Odessa, ne forceront notre ennemi à demander la paix.

Or, quels moyens pourrions-nous prendre pour mettre fin à cette guerre désastreuse ?

Depuis deux ans, les hommes politiques de tous les pays cherchent une solution à ce grand problème. L'un a proposé le rétablissement de la Pologne, chose impossible. On pourrait relever la nationalité polonaise, si Nicolas était seul maître de ce pays ; mais il est bien évident que, penser à cela, ce serait tourner contre nous les deux autres puissances du Nord.

Au reste, la malheureuse Pologne a subi le sort des petits états, qui seront un jour incorporés aux grands empires. *

D'autres ont dit : Une fois Sébastopol pris, c'en est fait

---

* Tout le monde sait que ce qui a hâté la chûte de la Pologne, ce sont ses divisions intestines.

de la marine russe; nous sommes les maîtres dans la mer Noire, et notre ennemi aura perdu la moitié de sa force.

D'autres ont proposé encore l'incendie d'Odessa.

Tous ces divers moyens nous conduiraient peut-être à une ombre de paix, qui ne serait pas la paix véritable.

Je définis la guerre : le moyen de faire le plus de mal à son ennemi, avec le moins de dépenses possibles en hommes et en argent. Or, pour atteindre à ce but, et forcer l'empereur Nicolas à demander la paix, il me semble qu'il n'y a qu'un seul moyen, et ce moyen c'est de lui susciter un rival.

L'Autriche est le seul pays qui puisse nous préserver de la domination russe. Voisine sur une assez grande longueur de l'empire des Romanoff, elle seule, appuyée par les forces de la France et de l'Angleterre, elle seule, dis-je, peut refouler le flot envahisseur qui menace l'Europe entière.

Mais pour engager l'Autriche à se charger d'une si rude besogne avec un voisin si dangereux, il serait nécessaire que Abdul-Medjid donnât beaucoup pour conserver davantage. Il faudrait qu'il donnât à l'Autriche pleinement, irrévocablement, les provinces danubiennes, l'Autriche serait bien aise, je crois, elle qui ne possède presque point de marine, de se mettre en ligne, sous ce rapport-là, avec les puissances occidentales. L'Autriche ayant alors la libre navigation du Danube et maîtresse d'une partie des rives de la mer Noire, aurait intérêt à observer son incommode voisin.

D'un autre côté, la France et l'Angleterre, avec leurs puissantes marines, raseraient dans la mer Noire, la mer Baltique et la mer Blanche, jusqu'à l'ombre de toute ville ou village maritime russe.

Il est inutile, avec ce pays-là, de faire la guerre en honnêtes gens. Ne voyez-vous pas, depuis notre différend avec cette puissance, toute la duplicité qu'elle a montrée en toute

rencontre. Son but, à présent, est d'épuiser nos finances.
Elle y parviendra, pourvu que la guerre continue encore
quelques années. Elle sait bien qu'entre elle et nous la partie n'est pas égale. Fortement établie dans son vaste pays,
elle nous attend de pied ferme sur quelques points. Elle
lasse nos armées, en évitant d'avoir avec elles toute rencontre qui pourrait l'affaiblir par la perte d'une grande
bataille. Elle ne met en ligne toujours que peu d'hommes,
ayant soin d'avoir sur les derrières des nuées de barbares
prêts à voler sur nous si nous venions à être vaincus.

Ensuite nos soldats, affaiblis par la traversée, toujours
inférieurs en nombre, ayant toujours, une armée étant vain-
cue, une autre armée à vaincre. Le vieil adage que la vic-
toire suit les gros bataillons, pourrait bien se réaliser, et un
échec avec cette puissance serait la perte de toute l'Europe.

Rasons donc bien vîte Sébastopol, * s'il est possible, puis,
vainqueurs ou vaincus, rembarquons nos troupes. Nous
avons, avec nos alliés, des milliers de navires ; campons
nos soldats sur ces villes flottantes. Nicolas craint plus une
flottille à vapeur que l'Europe coalisée. Régnons majes-
tueusement au milieu des mers. Brûlons aujourd'hui Odessa,
demain ravageons les bouches de la Sulina ; plus tard, des-
cendons à Nicolaïeff, ne mettons jamais pied à terre que
pour blesser notre ennemi, et rentrons bien vîte pour conserver nos hommes et notre argent.

---

* Nicolas serait bien aise que nos soldats mourussent un à un
sous les formidables fortifications de Cronstadt et de Sébastopol.
Triste campagne de Crimée ! Ce ne sont pas des murs à renverser
qu'il faut aux dignes descendants des vainqueurs d'Austerlitz,
mais de vastes champs de bataille, pour montrer à nos ennemis
que les rejetons de la grande armée marchent sur les traces de
leur mère.

La Russie connaît notre valeur, c'est pourquoi elle fuit notre
rencontre.

Ce n'est pas là la guerre honnête, la guerre civilisée, me direz-vous? Oui , mais avez-vous bien réfléchi à qui vous allez vous attaquer, disait l'autre jour un membre des chambres piémontaises?

La Russie est une dans sa politique, une dans sa religion; forte dans la foi de ses soldats , elle sait qu'elle peut tout oser. (*Fides agitat montem.*) Rappelez-vous, dernièrement, lorsque l'impératrice Federwona fit présent, à l'armée de Sébastopol , d'une image du Christ, avec quels transports d'amour et de joie cette impge fut reçue. L'envoi de cette gravure doubla instantanément les forces de Sébastopol. Avec des hommes qui se battent pour Dieu, il y a tout.à craindre.

Il est donc bien établi que nous ne pouvons que harceler notre ennemi , s'y prendre d'une autre manière serait rui-neux pour les alliés et dangereux pour notre repos.

La Russie voyant alors ses villes maritimes incendiées, ses villages démolis, ses rives désolées par un ennemi qu'elle ne pourrait jamais atteindre, demanderait la paix et l'ac-cepterait, quelque honteuse qu'on la lui imposât.

Ce serait alors le moment de secouer le joug de la puis-sance moscovite, qui pèse sur l'Europe, comme un couver-cle de marbre noir sur un tombeau.

Les alliés , lésés dans leurs intérêts, blessés dans leur honneur, ayant à demander à la Russie le sang qu'elle a déjà fait verser, exigeraient :

1° La destruction de la marine russe.

2° Etablir, dans chacun des ports et chantiers de cons-truction russe , des hommes qui veilleraient à ce qu'on n'y coulât pas un canon , fondît pas un boulet, sans l'assenti-ment des alliés.

3° Reculer l'empire d'Autriche jusqu'à la rivière du Boug.

4° Établir sur la débile Turquie un protectorat armé,

anglo-français, qui nous permettrait de faire à peu près ce que nous voudrions chez les successeurs d'Othman.

5° Les traités de 1815 ayant été une hallucination des gouvernants de l'époque, rétablir la France sur le pied que la voulait Napoléon-le-Grand. Il serait bien juste que la Russie, * s'étant agrandie d'un quart depuis quarante ans, il serait bien juste, dis-je, que la France s'adjoignît, pour le moment, ce qui lui revient de droit : la Belgique, les Provinces Rhénanes, la Suisse et la Savoie.

---

* Ivan Ier, grand duc de Moscou, peut être regardé comme le fondateur de l'empire russe, qui, à sa mort, avait une étendue de 18,208 milles géographiques.

Ses successeurs, Ivan II, Pierre Ier et Catherine II, portèrent le territoire à 329,315 milles.

Depuis cette époque, la Russie n'a cessé de s'étendre. Les acquisitions qu'elle a faites sur la Suède sont plus considérables que tout ce qui reste de cet ancien royaume. Celles sur la Pologne égalent en étendue tout l'empire d'Autriche. Le territoire ravi à la Turquie, en Europe, équivaut à toutes les possessions de la Prusse, moins les provinces Rhénanes. Les conquêtes russes en Asie égalent en dimensions les petits états de l'Allemagne, les provinces Rhénanes de la Prusse, la Belgique et la Hollande réunis.

Les pays arrachés à la Perse approchent de l'étendue de l'Angleterre. Ceux acquis en Tartarie renfermeraient la Turquie d'Europe, la Grèce, l'Italie et l'Espagne. Enfin, tout ce qu'elle s'est approprié dans le cours de soixante-quatre années, depuis 1772, surpasse en étendue et en importance son empire entier en Europe avant cette époque.

En deux tiers de siècle, elle a poussé ses frontières de 300 lieues sur Vienne, Berlin, Dresde, Munich et Paris ; elle s'est rapprochée de 170 lieues vers Constantinople ; elle s'est avancée de près de 400 lieues vers les Indes, ainsi que vers la capitale de la Perse, et par la Tartarie, elle touche immédiatement à la Chine.

Guerre en Orient, par Jules LADIMIR.

Il y a un peu d'exagération dans ce récit, mais beaucoup de vérité.

Car, si nous travaillons à l'agrandissement de l'Autriche, il serait dangereux pour nous d'étouffer sous les triples liens de fer forgés par la sainte alliance. L'Angleterre ne serait point jalouse de notre agrandissement, nous la protégerions contre celui qui veut, dit-il, abaisser l'orgueilleux Albion, et avec les navires et l'or de nos voisins, nous coloniserions la Turquie. Bientôt, alors, cet empire se joignant à nos possessions d'Afrique, élèverait contre la Russie une limite infranchissable.

Ce serait alors le moment de parler ferme et haut, et de montrer à l'univers ce que peuvent les successeurs de Charlemagne et de Saint-Louis.

France ! France ! ma belle patrie, tant de fois abaissée par la pusillanimité de tes gouvernants, reprends aujourd'hui ton noble rang de reine ! Terre natale des grandes âmes, tu es destinée, comme l'ancienne Rome, à dominer l'univers ! Commande en souveraine, gouverne en sage, garde la paix, soutiens tes mœurs, et marche ainsi, couverte de gloire, à la conquête du monde !

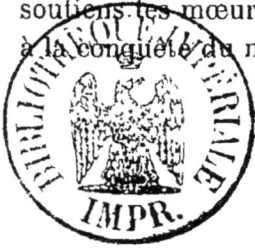

Marseille. — Typ. et lit. Arnaud et C., Canebière, 10.

443